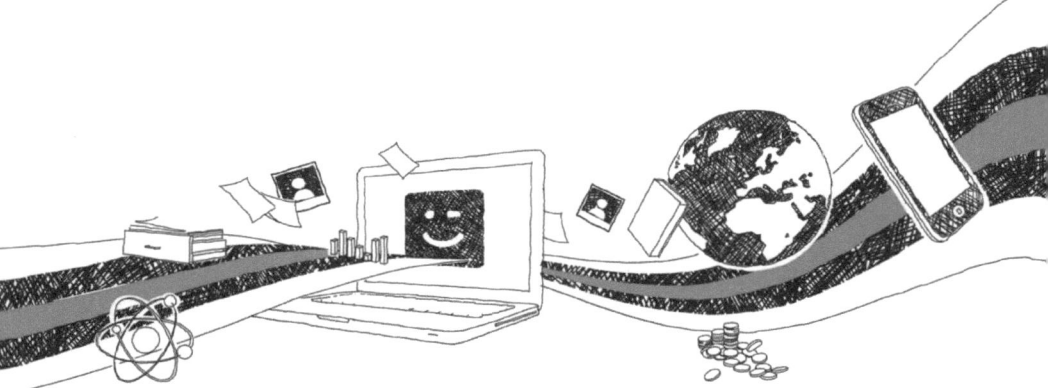
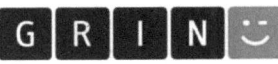

Dankbarkeit als Stresspuffer. Inwiefern kann Dankbarkeit als Puffer für stressige Lebensereignisse dienen?

Christoph J. Koerber

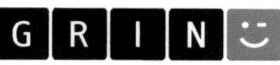

Bibliografische Information der Deutschen Nationalbibliothek:

Die Deutsche Nationalbibliothek verzeichnet diese Publikation in der Deutschen Nationalbibliografie; detaillierte bibliografische Daten sind im Internet über http://dnb.d-nb.de abrufbar.

ISBN: 9783346732705
Dieses Buch ist auch als E-Book erhältlich.

© GRIN Publishing GmbH
Nymphenburger Straße 86
80636 München

Druck und Bindung: Books on Demand GmbH, Norderstedt Germany
Gedruckt auf säurefreiem Papier aus verantwortungsvollen Quellen

Das Buch bei GRIN: https://www.grin.com/document/1277987

Student:	Christoph Jakob Körber	Modul:	22
Semester:	6	Kurs:	Projektseminar
Studiengang:	Life Coaching (B.Sc.)	Standort:	Berlin

Abgabe am: 21.08.2021

DANKBARKEIT ALS STRESSPUFFER

Inwiefern kann Dankbarkeit als Puffer für stressige Lebensereignisse dienen

Christoph Jakob Koerber

Zusammenfassung:

Bei der vorliegenden Studie handelt es sich um eine Querschnitts-Untersuchung der Beziehung zwischen Dankbarkeit, Stress und Lebenszufriedenheit und der abfedernden Wirkung von Dankbarkeit auf das Stressempfinden. 23 Hochschulstudenten füllten retrospektive Fragebögen zu dispositioneller Dankbarkeit, Stressempfinden und Lebenszufriedenheit sowie zur Anzahl der erlebten stressigen Lebensereignisse aus. Die Daten wurden mittels Korrelationen und multipler hierarchischer Regression analysiert. Die Ergebnisse der Analysen zeigten signifikante Zusammenhänge zwischen Dankbarkeit, Stress und Lebenszufriedenheit. Aufgrund einer zu geringen Stichprobengröße sind die Interpretationen der Regressionsanalyse nicht statistisch gesichert. Ansonsten stimmen die Ergebnisse mit früheren Forschungsergebnissen überein, die den positiven Zusammenhang von Dankbarkeit und Lebenszufriedenheit belegen sowie den negativen von Stress und Lebenszufriedenheit

Schlüsselwörter: Dankbarkeit, Stress, Lebenszufriedenheit, Stresspuffer

1. EINLEITUNG

In unserer schnelllebigen und digitalen Welt scheint es immer deutlicher, dass wir die Stressoren des heutigen Lebens weniger unter unserer Kontrolle haben als gedacht. Arbeitsbedingungen ändern sich, der Körper wird unerwartet krank, jemand hält nicht, was er verspricht. Es gibt unzählige Ereignisse, die häufig zu erhöhtem Stressempfinden führen. Die meisten davon können wir schlecht bis gar nicht beeinflussen. Doch was können wir tun?

Uns nach Innen wenden und eine neue Sicht auf die stressigen Situationen finden. So fanden Sirois & Wood (2017) in einer Langzeitstudie mit Stichproben zweier chronischer Krankheiten, Arthritis und entzündliche Darmerkrankungen, heraus, wie dispositionelle Dankbarkeit (Dankbarkeit als Eigenschaft) negativ mit depressiven Symptomen (r's von -.43 bis -.50) korreliert und darüber hinaus nach einem halben Jahr sogar niedrigere depressive Symptome vorhersagt. Eine deutliche Wirkung von Dankbarkeit bei Menschen, die mit einer stressigen Gesamtsituation leben. Dispositionelle Dankbarkeit bezieht sich auf eine Tendenz, die positiven Aspekte des Lebens wahrzunehmen und zu schätzen (Wood et al. 2010), d. h. die täglichen Lebenserfahrungen positiv zu interpretieren, basierend auf einer allgemein dankbaren Reaktion auf die Lebensumstände. Auch in der positiven Psychologie fand eine Gruppe Forscher um Seligman heraus, dass von allen 24 VIA-Charakterstärken die Dankbarkeit stärker mit der Lebenszufriedenheit zusammenhängt (r = .43) als alle anderen Stärken außer Optimismus. Dies deutet darauf hin, dass Dankbarkeit eine größere Varianz in der Lebenszufriedenheit erklären kann als Eigenschaften wie Liebe, Vergebung, soziale Intelligenz und Humor (Park, Peterson & Seligman, 2004).

Allerdings wurde bisher wenig untersucht, ob das Erleben von Dankbarkeit als Stresspuffer fungiert (nur Deichert et al., 2019). Ziel der aktuellen Studie war es daher, die Beziehung zwischen Dankbarkeit, Stress und Lebenszufriedenheit zu untersuchen, und zu testen, ob dispositionelle Dankbarkeit die akuten negativen Folgen von stressigen Lebensereignissen auf das Stressempfinden abpuffert. Der Beitrag dieses Artikels ist das Replizieren von Korrelationen zwischen Dankbarkeit, Stress und Lebenszufriedenheit und die Lernerfahrung des Autors für zukünftige Forschung.

Im theoretischen Teil werden zum einen Forschungen und Perspektiven auf Dankbarkeit, Stress und Lebenszufriedenheit dargestellt und zum anderen konkret drei Theorien zur Erklärung der Wirkungsweise von Dankbarkeit vorgestellt. Im empirischen Teil wird zunächst die Methode, aufgeteilt in Vorgehen, Instrumente und Plan zur Datenanalyse, erläutert und dann die Ergebnisse der vorliegenden Studie präsentiert. In der Diskussion geht der Autor erst einmal in die Selbstkritik und zeigt mögliche Limitationen seiner Arbeit auf und kommt dann auf die Implikationen dieser zu sprechen.

2. THEORETISCHER TEIL

2.1. STRESS, DANKBARKEIT UND LEBENSZUFRIEDENHEIT

Menschen werden im Laufe ihres Lebens mit unzähligen herausfordernden Situationen und Stressoren konfrontiert, die sich oft negativ auf ihre Gesundheit auswirken können (Weinstein, et al., 2009). Allerdings gibt es bemerkenswerte inter- und intraindividuelle Unterschiede in den Reaktionen auf solche Lebensereignisse. Dankbarkeit als psychologische Eigenschaft kann als Schutzfaktor in Bezug auf solche schwierigen Lebensereignisse wirken. In diesem Zusammenhang hat die Forschung gezeigt, dass Dankbarkeit negativ mit dem subjektiven Stressempfinden verbunden ist (Lee, et al., 2018). Darüber hinaus, dass Dankbarkeit im Laufe der Zeit zu sinkenden Stressniveaus führt (Wood et al., 2008b; c). In einer aktuelleren Studie, die ein Tagebuch-Design verwendete, wurde festgestellt, dass Stress und Wohlbefinden bei Personen, die sich an tägliche Ereignisse erinnerten, für die sie dankbar waren, weniger stark korrelierten als bei Personen, die sich nicht an solche Ereignisse erinnerten (Krejtz et al. 2016).

Wood, Froh und Geraghty (2010) entwickelten eine Theorie zur Erklärung dieser Effekte von Dankbarkeit. Zunächst argumentierten sie, dass dankbare Menschen eine kognitive Linse haben, die bestimmt, wie sie die Welt wahrnehmen. Diese Linse würde dazu führen, dass sie Hilfe als wertvoller, externe Ressourcen als zugänglicher und Positives in unangenehmen Erfahrungen wahrnehmen. Darüber hinaus postulieren sie, dass Dankbarkeit Teil einer umfassenderen Lebensorientierung ist, die darauf abzielt, das Positive in der Welt wahrzunehmen und zu schätzen. Auch andere Autoren beschreiben, wie dankbare Menschen die Welt im Allgemeinen als einen angenehmeren Ort betrachten und sich die Zeit nehmen, sich auf die positiven Aspekte des Lebens zu konzentrieren (Adler & Fagley, 2005; Watkins et al., 2003).

In diesem Sinne haben eine Reihe von empirischen Studien gezeigt, dass ein signifikanter Zusammenhang zwischen Dankbarkeit und Lebenszufriedenheit besteht, und in einigen Forschungsarbeiten wird Dankbarkeit sogar als ein robuster Prädiktor für Lebenszufriedenheit angesehen (Emmons & McCullough, 2003; Boehm et al., 2011; Watkins et al., 2003; Wood et al., 2007; Wood et al., 2008a). Somit könnte Dankbarkeit als eine adaptive psycho-

logische Strategie betrachtet werden, mit der Menschen ihre alltäglichen Erfahrungen inter-
pretieren und gleichzeitig deren Wert bewusster spüren. Darüber hinaus haben ein paar
Autoren die positive Wirkung von Dankbarkeit auf die Lebenszufriedenheit nachgewiesen
(Boehm et al., 2011).

Lebenszufriedenheit selbst wurde von Diener, Oishi und Lucas (2003) als die globale kognitive Bewertung der Zufriedenheit der Menschen mit ihrem eigenen Leben definiert. Als
positive Erfahrung könnte Dankbarkeit die negativen Auswirkungen anderer Ereignisse im
Leben der Menschen verändern und zu einer höheren Lebenszufriedenheit führen.

2.2. THEORIEN ZUR DANKBARKEIT

Um genauer die Wirkungsweise von Dankbarkeit zu verstehen schauen wir zunächst einmal
auf eine Studie von Wood et al. (2007), die den Zusammenhang von Dankbarkeit und Co-
ping-Strategien untersuchte. In zwei Stichproben wurde gezeigt, dass Dankbarkeit mit drei
großen Kategorien von Coping zusammenhängt:

- Erstens suchten und nutzten dankbare Menschen mit größerer Wahrscheinlichkeit
  sowohl instrumentelle als auch emotionale soziale Unterstützung.

- Zweitens verwendeten dankbare Menschen Bewältigungsstrategien, die sich
  dadurch auszeichneten, dass sie sich dem Problem näherten und damit umgingen:
  z.B. durch aktive Bewältigung, Planung und positive Reinterpretation der Situation,
  einhergehend mit dem Versuch, das Potenzial für den eigenen persönlichen Wachs-
  tum zu finden.

- Drittens waren dankbare Menschen umgekehrt weniger geneigt, sich verhaltensmä-
  ßig zurückzuziehen, die Existenz des Problems zu leugnen oder durch maladaptiven
  Substanzkonsum zu entkommen.

Stress entsteht, wenn Ereignisse als bedrohlich eingeschätzt werden und die Bewältigungs-
ressourcen übersteigen (Lazarus & Folkman, 1984). Wenn dankbare Menschen mehr positive Coping-Einschätzungen machen, dann würden sie weniger wahrscheinlich Stress erleben. Die Ergebnisse deuten darauf hin, dass das Coping teilweise erklären kann, warum
dankbare Menschen weniger gestresst sind.

An zweiter Stelle schauen wir auf Dankbarkeit mit der Brille der Broaden-and-Build-Theorie
(Fredrickson, 2001). Diese besagt, dass positive Emotionen das momentane Denk- und
Verhaltensrepertoire des Einzelnen erweitern. Das heißt, sie ermöglichen ihm, bei Bedarf
kreativ und flexibel zu denken und zu handeln. Dadurch wird die Grundlage für soziale,

kognitive, physische und psychologische Ressourcen des Einzelnen gelegt. Negative Emotionen hingegen engen das momentane Denk- und Verhaltensrepertoire des Einzelnen ein und zwingen ihn zu schnellen Entscheidungen und Handlungen. Positive Emotionen haben eine solche Wirkung nicht. Im Gegensatz zu negativen Emotionen erweitern positive Emotionen wie Freude, Interesse, Zufriedenheit und Liebe das Denk- und Handlungsrepertoire des Einzelnen und helfen ihm, mehr Ideen und Handlungen zu entdecken und damit Kreativität und kognitive Fähigkeiten zu verbessern (Fredrickson & Branigan, 2005). Als positive Emotionen ermutigen beispielsweise Interesse und Neugier den Einzelnen, zu forschen, neues Wissen und neue Erfahrungen zu sammeln und diese für die Persönlichkeitsentwicklung zu nutzen. Zufriedenheit hilft dem Einzelnen, den gegenwärtigen Moment zu genießen und neue Perspektiven auf sich selbst und die Welt zu entwickeln, indem er das, was er in diesem Moment erlebt, integriert. In dem Sinne spricht Fredrickson (2004) davon, dass auch Dankbarkeit eine positive Emotion ist, die das Denk- und Verhaltensrepertoire erweitert und dementsprechend den Weg für den Aufbau persönlicher Ressourcen und die Steigerung des Wohlbefindens ebnet.

An dritter Stelle werfen wir ein Blick auf die Gruppe von Forschern um Watkins. Diese beschrieben (2003) drei charakteristische Verhaltensweisen von Personen mit dankbaren Eigenschaften. Sie meinten, dass dankbare Menschen dazu neigen, (i) ein Gefühl der Genügsamkeit zu erleben, (ii) ein Auge für die kleinen Dinge im Leben zu haben und (iii) andere Menschen in ihrem Leben bewusst zu schätzen. Insgesamt wird die Eigenschaft Dankbarkeit als eine allgemeine Tendenz angesehen, kleine bis große Wohltaten zu erkennen, Genügsamkeit zu erleben und alles in der Welt, sowohl menschlich als auch nicht-menschlich, mit dankbaren Gefühlen und dem Ausdruck dieser Gefühle anzuerkennen. Aus dieser Theorie heraus entwickelten Sie den "Gratitude, Resentment and Appreciation Test"

In einer aktuellen Studie von 2019 untersuchte Deichert et al., ob diese drei verschiedenen Aspekte der Dankbarkeit — appreciation of others, simple appreciation, und sense of abundance (Unterskalen von GRAT) — gleichwertig als Stresspuffer fungieren und negative psychische wie physische Reaktionen auf Lebensereignisse abmildern. Dazu ließen sie 180 College-Studenten Fragebögen ausfüllen, die ihrer dispositionelle Dankbarkeit, depressiven Symptomen und körperlichen Beschwerden sowie das Ausmaß der erlebten stressigen Lebensereignisse ermittelten. Deren Anzahl hatten sie mittels Checkliste erhoben.

Wie erwartet, korrelierte Dankbarkeit negativ zu Stress-Symptomen und Dankbarkeit positiv zu seinen Unterskalen. Im nächsten Schritt untersuchten sie, ob Aspekte der Dankbarkeit die Beziehung zwischen dem Erleben von belastenden Lebensereignissen und depressiven Symptomen sowie körperlichen Beschwerden moderierten. Ihre Ergebnisse deuteten darauf hin, dass appreciation of others (AO) den Zusammenhang zwischen Lebensereignissen und depressiven Symptomen moderierte. Eine größere Anzahl von Lebensereignissen bei Personen mit hoher und niedriger AO sagte ein höheres Maß an depressiven Symptomen vorher. Allerdings war der Zusammenhang zwischen Lebensereignissen und depressiven Symptomen bei Personen mit geringer AO stärker ausgeprägt als bei Personen mit hoher AO. Ähnliche Ergebnisse ergaben sich auch in Bezug auf körperliche Symptome. Anders formuliert: Insbesondere bei Personen, die wenig AO empfanden, waren die Lebensereignisse signifikant mit einem stärkeren Auftreten von körperlichen Symptomen verbunden. Im Gegensatz dazu waren Lebensereignisse bei Personen mit hoher AO nicht signifikant mit körperlichen Symptomen verbunden. Was dahingehend interpretiert werden kann, dass der Aspekt "appreciation of others" aus dem Konstrukt Dankbarkeit als Puffer für Stress dient. Die Interaktionen der beiden anderen Aspekten — simple appreciation, und sense of abundance — erreichten keine statistische Signifikanz.

Auch wenn frühere Untersuchungen zeigen, dass Dankbarkeit psychologische und physische Gesundheit fördert und daraufhin deuten, dass sie die Stressreaktion puffert (Emmons, 2003; Deichert, et al., 2019), war es trotzdem ein Reiz des Autors diese Ergebnisse noch einmal zu reproduzieren und zu untermauern. Daher war das Ziel der vorliegenden Studie — die erste des Autors — einerseits die Zusammenhänge von Dankbarkeit, Stress und Lebenszufriedenheit erneut aufzuzeigen und andererseits die Wirkung von Dankbarkeit (mit Fokus auf Appreciation of Others) auf das subjektive Stressempfinden zu untersuchen.

3. EMPIRISCHER TEIL

3.1. METHODE

3.1.1. Teilnehmer und Vorgehen

23 deutsche Studierende füllten Fragebögen aus nachdem sie sich freiwillig für die vorliegende Studie gemeldet haben. Die Stichprobe war überwiegend weiblich (n = 17, 73,9%), und hatte ein Durchschnittsalter von 25,90 Jahren (SD=6,87). Alle waren in einer Spanne zwischen 20 und 52 Jahre alt. Die Teilnehmer wurden in verschiedenen Kohorten des Bachelor-Studiengangs Life Coaching einer privaten Fernhochschule in Berlin rekrutiert. Nach einer informierten Zustimmung füllten die Teilnehmer eine Reihe von Fragebögen in folgender Reihenfolge aus: Stressige Lebensereignisse, subjektives Stressempfinden, Dankbarkeit, Lebenszufriedenheit, demographische Daten. Das Ausfüllen der Fragebögen dauerte etwa 5 Minuten.

3.1.2. Instrumente

Aufgrund der geringen Größe des Forschungsprojektes hat sich der Autor dafür entschieden, die Beanspruchung der Teilnehmer möglichst gering zu halten und deshalb kompakte Fragebögen gewählt.

3.1.2.1. Dankbarkeit

Dankbarkeit wurde mit dem "Gratitude Questionnaire 6" (GQ6; McCullough et al., 2002) erfasst. Dieser misst die Eigenschaft der Dankbarkeit anhand von Selbstauskünften zu Items, die die emotionale Intensität (z. B. "Ich bin dankbar für das, was ich im Leben erhalten habe"), die Häufigkeit (z. B. "Es kann viel Zeit vergehen, bis ich mich für etwas oder jemanden dankbar fühle") und die Dichte bzw. die Anzahl der Ereignisse oder Personen, die die Emotion auslösen können (z. B. "Ich bin einer Vielzahl von Menschen dankbar"), messen. Sechs Items (zwei davon umgekehrt kodiert) werden auf einer sieben-stufigen Likert-Skala von 1 (trifft überhaupt nicht zu) bis 7 (trifft vollständig zu) bewertet. Es wurde die deutsche Übersetzung des Fragebogens benutzt, die auf ihre Reliabilität und Validität überprüft wurde (Hudecek, 2020).

In dieser Studie wurde die Messung des Konstrukt Dankbarkeit noch mit der Subskala "Appreciation of Others" der Kurzversion des "Gratitude, Resentment and Appreciation Test" (sGRAT; Watkins, 2003) ergänzt. Dieser recht untypische Schritt wurde vom Autor unternommen, um trotz der geringen Größe der Studie einen Fokus auf die Frage, ob Dankbarkeit als Stress-Puffer dienen kann zu legen. Wie oben bereits erläutert zeigten nämlich Deichert et al. in ihrer Studie von 2019 auf, wie nur die Subskala "Appreciation of Others" des GRAT, nicht aber "Sense of Abundance" oder "Appreciation of Simple Things" die Interaktion zwischen stressigen Lebensereignissen und Stressempfinden moderiert (p. 1079). Der Autor hat daher die 4 items der Subskala "AO" ins deutsche übersetzt. Derzeit gibt es keine validierte deutsche Version des kurzen GRAT, allerdings in anderen Sprachen (bspw: Duran, 2017; Jans-Beken, 2015).

Der Autor ist sich bewusst, dass das Konstrukt Dankbarkeit nun in seiner Studie enger gefasst wurde, als in der Studie von Deichert. Aus Deichert (2019, Table 1) ist jedoch ersichtlich, wie stark (.63, $p < .001$) GQ6 mit AO korreliert sowie einer der beiden am stärksten negativ (-.42, $p < .001$) korrelierendsten Faktoren mit "depressive symptoms" war. Daraus schloss der Autor, dass GQ6 gepaart mit AO zur Forschungsfrage passend und kompakt die Eigenschaft der Dankbarkeit abbilden würde. Die Teilnehmer der aktuellen Studie kommen auf ein durchschnittliches Level an Dankbarkeit von 6,15 (SD=0,63) mit einer Spanne

von 4,10 bis 7,00. Für die deskriptive Statistik und internen Konsistenz dieses und der folgenden Instrumente siehe Tabelle 1.

3.1.2.2. Stressempfinden

Zur Erhebung des subjektiven Stressempfindens wurde die deutsche Version der "Perceived Stress Scale" (PSS10-G; Klein et al., 2016) verwendet. Die PSS10 wurde von Cohen
und Williamson (1988) entwickelt und ist ein verbreitetes Instrument zur Bewertung von psy-
chischem Stress. Sie wird verwendet, um den Grad zu bestimmen, in dem Personen glau-
ben, dass ihre Lebensereignisse im vergangenen Monat unvorhersehbar, unkontrollierbar
und unerwartet waren (Lee, 2012). Die PSS10 umfasst 10 Items, die auf einer fünf-stufigen
Likert-Skala (1 = nie bis 5 = sehr häufig) bewertet werden. Die deutsche Version der PSS10
wurde von Klein et al. 2016 auf ihre Validität und Reliabilität an einer großen Stichprobe der
erwachsenen deutschen Bevölkerung geprüft. Die Teilnehmer der aktuellen Studie kommen
auf ein durchschnittliches Level an Stress von 2,53 (SD=0,80) mit einer Spanne von 1,50
bis 3,90.

Tabelle 1   Deskriptive Statistik und interne Konsistenz der Skalen

	Spanne	Min	Max	Mittelwert	Standard-Abweichung	α
Anzahl an stressigen Leben-sereignissen	19	0	19	6.95	5.20	-
Stressempfinden (PSS)	2.40	1.50	3.90	2.53	0.80	.91
Dankbarkeit (GQ)	2.90	4.10	7.00	6.15	0.63	.79
Lebenszufriedenheit (SWLS)	5.20	1.60	6.80	5.44	1.16	.89

α = Cronbach's alpha

3.1.2.3. Lebenszufriedenheit

In dieser Studie diente die deutsche Versions der "Satisfaction with Life Scale" (SWLS5-G)
der Erfassung von Lebenszufriedenheit. Nach Diener et al. (1985) stellt diese ein multifak-
torielles Konstrukt mit affektiven und kognitiv-evaluativen Komponenten dar. Die affektiven
Komponenten sind durch das Vorhandensein positiver und die Abwesenheit negativer Emotionen gekennzeichnet. Die kognitiv-evaluative Komponente setzen sich aus globaler und

domänenspezifischer Zufriedenheit in verschiedenen Lebensbereichen zusammen. Auf einer sieben-stufigen Likert-Skala von 1 (trifft überhaupt nicht zu) bis 7 (trifft vollständig zu) bewerten Teilnehmer 5 items. Je höher der score, desto zufriedener der Befragte. Die Skala wurde von Diener et al. (1985) entwickelt und von Schumacher (2003) in die deutsche Sprache übertragen. Sie ist weit verbreitet, auf ihre Validität, Reliabilität und interne Konsistenz geprüft (Glaesmer, 2011). Die Teilnehmer der aktuellen Studie kommen auf eine durchschnittliche Lebenszufriedenheit von 5,44 (SD=1,16) mit einer Spanne von 1,60 bis 6,80.

3.1.2.4. Stressige Lebensereignisse

Die Anzahl von Stressfaktoren wurde mit einer Checkliste von stressigen Lebensereignissen erfasst. Diese Liste ist angelehnt an "Undergraduate Stress Questionaire" von Crandall et al. (1992), "Daily Stress Inventory" von Brantley et al. (1987) und an die "Holmes and Rahe Stressscale" (1967). Die Checkliste zählt 50 belastende Lebensereignisse auf (z. B. "Schlafmangel"), und bittet die Befragten anzugeben, ob sie diese Ereignisse in der letzten Woche erlebt haben oder nicht. Höhere Punktzahlen zeigen an, dass die Teilnehmer eine größere Anzahl von stressigen Lebensereignissen erlebt haben. Die Teilnehmer der aktuellen Studie berichteten von durchschnittlich 6,95 Ereignissen (SD=5,20) mit einer Spanne von 0 bis 19 Lebensereignissen.

3.1.3. Plan zur Datenanalyse

Als erstes wurden die erhobenen Daten deskriptiv analysiert und die Skalen auf ihre interne Konsistenz überprüft.

Im zweiten Teil der Datenanalyse wurde zur Bestimmung der Stärke des linearen Zusammenhangs der Variablen die Korrelationskoeffizienten des Pearsonschen Produktmoments berechnet. Es wurde versucht, frühere Arbeiten zu replizieren, die zeigten, dass Dankbarkeit sowohl mit Stressempfinden als auch Lebenszufriedenheit stark korreliert.

Im dritten Teil der Datenanalyse wurde eine hierarchisch moderierte Regression mit zwei Blöcken benutzt, um die interaktiven Effekte von Lebensereignissen und Dankbarkeit auf das Stressempfinden zu testen. Konkret wurden im ersten Schritt der Analyse die mittelwertzentrierten (zur besseren Interpretation) Werte von Dankbarkeit und Lebensereignisse eingegeben. Im zweiten der entsprechende Interaktionsterm für die beiden unabhängigen Variablen hinzugefügt.

3.2. ERGEBNISSE

3.2.1. Deskriptive Statistik und interne Konsistenz

Deskriptive Statistiken und Cronbachs Alpha-Koeffizienten für alle Variablen der Studie sind in Tabelle 1 dargestellt.

3.2.2. Korrelationsanalyse

Erfolgreich konnte auch in der vorliegenden Studie die Zusammenhänge von Stress, Dankbarkeit und Lebenszufriedenheit nachgewiesen werden (siehe Tabelle 2). Wie schon oben heraus- und in dem review paper von Wood et al. (2010) dargestellt ist in der Forschung der positive Zusammenhang zwischen Lebenszufriedenheit und Dankbarkeit deutlich. In dieser Stichprobe zwar weniger stark und signifikant (r=.52, p<.05) als erwartet, trotzdem passend. Auch die negative Korrelation zwischen Lebenszufriedenheit und Stressempfinden (r=-.73, p<.001) sowie der Anzahl an stressigen Lebensereignissen (r=-.63, p<.01) entspricht den oben beschriebenen theoretischen Betrachtungen und neusten Studien (bspw. Zheng, 2019). Dass eine höhere Anzahl an stressigen Lebensereignissen mit stärkerem Stressempfinden (r=.55, p<.01) einhergeht, ist ebenfalls logisch. Logisch ist auch, dass die Anzahl an stressigen Lebensereignissen nicht signifikant in Zusammenhang mit der Eigenschaft der Dankbarkeit eines Menschen stehen. Nur die negative Korrelation zwischen Stressempfinden und Dankbarkeit (r=-.24, p>.05) ist entgegen der Theorie nicht signifikant und schwach. Valikhani et al. (2019, Table 1) wiesen eine starke und höchst signifikante Korrelation (r=-.53, p<.001) von Stressempfinden (PSS) und Dankbarkeit (GQ6) bei einer deutlich größeren Stichprobe von N=315 nach.

Tabelle 2   Korrelationen der erhobenen Skalen

Variabel	2. (PSS)	3. (GQ)	4. (SWLS)
1. Anzahl an stressigen Lebensereignissen	.554**	- .029	- .632**
2. Stressempfinden (PSS)		- .235	- .734***
3. Dankbarkeit (GQ)			.516*
4. Lebenszufriedenheit (SWLS)			

*p<.05, **p<.01, ***p<.001 (2-seitig).

3.2.3. Dankbarkeit als Stresspuffer

In diesem dritten Teil der Datenanalyse sollte untersucht werden, inwiefern Dankbarkeit moderiert, wie die Anzahl an stressigen Lebensereignissen auf das Stressempfinden wirken. Hierzu wurde ein einfaches Moderationsmodell aufgestellt (siehe **Abbildung 1**).

Abbildung 1   Dankbarkeit moderiert den Effekt von stressigen Lebensereignissen
SEP.   auf das Stressempfinden

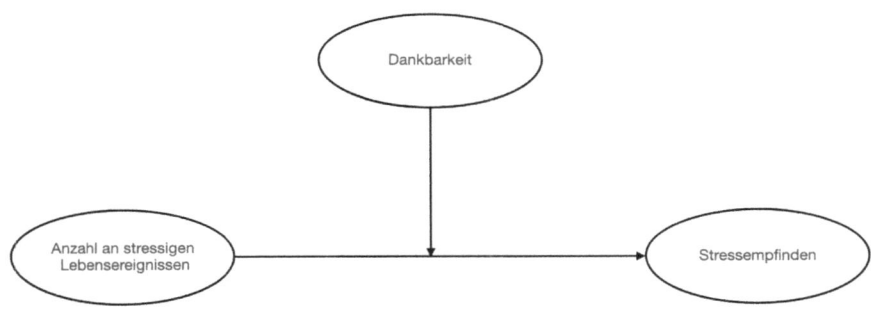

Dieses Modell wurde mit einer hierarchischen multiplen Regression analysiert. Die Ergebnisse sind in **Tabelle 3** dargestellt. Da es sich um eine hierarchische multiple Regression handelt, wird auf die addierten korrigierten R^2 der zwei Schritte geschaut. Das Modell erklärt demnach 54% der Varianz der abhängigen Variabel "Stressempfinden" mit einer Signifikanz von $p < .05$, n=23. Die nicht standardisierten Regressionskoeffizienten B zeigen die Veränderung der abhängigen Variable bei einer 1.0 Veränderung des Faktors. Dankbarkeit hat wie im ersten Schritt zu sehen einen negativen Einfluss (B= -.28, SE_B=.23) auf das Stressempfinden, jedoch ist dieser nicht signifikant (p=.236>.05). Damit ist dieser Effekt für diese Stichprobe nicht statistisch gesichert. Die Anzahl stressiger Lebensereignisse hat dagegen einen statistisch signifikanten positiven Einfluss auf die abhängige Variable (B=.08, SE_B=.03, $p < .01$). Ein Blick auf die standardisierten Regressionskoeffizienten β zeigt, dass dieser Effekt mittel bis stark auf das Stressempfinden ist (β=.55). Im zweiten Schritt ist ersichtlich, ob eine Moderation vorliegt. Da diese in der vorliegenden Stichprobe nicht signifikant wird, kann der Effekt nicht bestätigt werden.

Tabelle 3 Hierarchische multiple Regression zur Vorhersage vom Stressempfinden durch die Anzahl der stressigen Lebensereignisse und Dankbarkeit

Prädiktor	ΔR^2	B	SE_B	β	t	p
Schritt 1	.29					.012
(Konstante)		2.54	0.14		18.06	.000
Dankbarkeit [a]		- 0.28	0.23	-.22	- 1.22	.236
Anzahl stressiger Ereignisse [a]		0.08	0.03	.55	3.05	.006
Schritt 2	.25					.036
(Konstante)		2.53	0.14		17.59	.000
Dankbarkeit [a]		- 0.27	0.32	-.21	-.86	.414
Anzahl stressiger Ereignisse [a]		0.08	0.03	.55	2.93	.009
Interaktionsterm [a]		-0.00	0.05	-.01	-.04	.966

Anmerkungen: Total R^2 = .54 (N=23, p<.05). Abhängige Variabel: Stressempfinden (PSS)
[a] mittelwertzentriert

4. DISKUSSION

Das Ziel dieser Studie war es die Korrelationen von Dankbarkeit, Stress und Lebenszufriedenheit und den potenziell stressreduzierenden Effekt von Dankbarkeit zu untersuchen. Die Ergebnisse der Analysen zeigten signifikante Zusammenhänge zwischen Dankbarkeit, Stress und Lebenszufriedenheit. Passend zu früheren Forschungsergebnissen konnte eine positive Korrelation von Dankbarkeit und Lebenszufriedenheit sowie eine negative von Stress und Lebenszufriedenheit belegt werden. Die Zusammenhänge von Dankbarkeit, Stressempfinden und der Anzahl stressiger Lebensereignissen erreichten keine statistische Signifikanz. Demnach konnte die stresspuffernde Wirkung von Dankbarkeit nicht bestätigt werden. Dieses unerwartete Ergebnis führt der Autor im folgenden Abschnitt auf die geringe Stichprobengröße zurück.

4.1. LIMITATIONEN

Obwohl die Studie einige gelungene und bestätigende Ergebnisse erbracht hat, müssen mehrere Kritikpunkte und Verbesserungsvorschläge erwähnt werden. Der erste Punkt bezieht sich auf die Stichprobe selbst. Denn die Größe der Stichprobe war weniger als bescheiden. Sie war zwar groß genug, lineare Korrelationen zwischen den Variablen aufzuzeigen, aber nicht hinrechend groß, um zu überprüfen, ob ein Interaktionseffekt vorliegt. Der Autor führt daher die nicht erreichte statistische Signifikanz des Moderationsmodells auf seine zu kleine Stichprobe zurück. Maxwell (2000) kritisiert beispielsweise in seinem Artikel zur "Stichprobengröße und multiple Regressionsanalyse", wie die meisten Forscher viel zu kleine Stichproben wählen. Weiterhin stellt er einen Rechenweg dar, die eigene Mindeststichprobengröße zu ermitteln. Seine Berechnungen wirken zunächst ernüchternd, da es meist sehr große Stichproben sein sollten. Er schreibt jedoch, dass unter gewissen Voraussetzungen kleinere Datensätze einen wichtigen wissenschaftlichen Beitrag leisten, wenn die Untersuchung in einer Meta-Regression integriert werden. Es gilt also, von Anfang an eine Mindeststichprobengröße zu kennen und diese zu erreichen sowie Standards einzuhalten, um die erhobenen Daten für größere Projekte zugänglich zu machen.

Eine große Kritik, von der der Autor lernen kann, sind die fehlenden Kenntnisse über statistische Werkzeuge und dem Erstellen eines theoretischen Modells. So war es dem Autor zeitlich nicht mehr möglich, genug Wissen und Erfahrung mit Moderationen und Mediationen zu sammeln, dass er sie hier auf seine Daten anwenden konnte. Er konnte die Idee, dass Dankbarkeit als Stress-Puffer fungiert, in einem Moderationsmodell formulieren (Stressige Ereignisse wirken, moderiert durch Dankbarkeit, auf das Stressempfinden). Jedoch wären noch einige mehr Modelle mit den gegebenen Variablen möglich (bspw. Inwiefern Dankbarkeit die Wirkung von Stressempfinden auf die Lebenszufriedenheit moderiert. Oder ob der Effekt von Dankbarkeit auch über ein niedrigeres Stressempfinden auf die Lebenszufriedenheit wirkt). So braucht es bei zukünftigen Forschungsprojekten bessere Kenntnisse der statistischen Werkzeuge, mehr Wissen um die potenziellen Möglichkeiten, und die Zeit, diese zu durchdenken.

Und auch der dritte Kritikpunkt kommt auf die geringe Größe der Studie zu sprechen beziehungsweise die mageren Ressourcen zu deren Planung und Durchführung. So war das Konstrukt Dankbarkeit in der vorliegenden Studie enger gefasst, als in vielen anderen Studien, in denen umfangreichere Messinstrumente (Gratitude, Appreciation, & Resentment Test von Watkins et al., 2003; Appreciation Scale von Adler & Fagley, 2005; Gratitude Scale von Kardaş & Yalçın, 2019) benutzt wurden. In der aktuellen Studie wurde Dankbarkeit als ein unifaktorielles Konstrukt definiert und behandelt, auch wenn Wood et al. (2010) in Tabelle 1 dargestellt hat, wie es im Jahre 2010 zwölf Unterskalen zur Bewertung von acht verschiedenen Aspekten der Dankbarkeit gab: (1) individuelle Unterschiede im Erleben dankbarer Gefühle, (2) Wertschätzung anderer Menschen, (3) Konzentration auf das, was man hat, (4) Gefühle der Ehrfurcht bei der Begegnung mit Schönheit, (4) Verhaltensweisen, um Dankbarkeit auszudrücken, (5) Konzentration auf das Positive im gegenwärtigen Moment, (6) Wertschätzung, die aus dem Verständnis entsteht, dass das Leben kurz ist, (7) Konzentration auf das Positive im gegenwärtigen Moment und (8) positive soziale Vergleiche. Somit beschreibt der vorliegende Artikel eine recht oberflächliche Forschung zum Thema Dankbarkeit. Künftige Forschungsprojekte könnten die ganze Tiefe und Breite von Dankbarkeit erheben und in ihrer Differenziertheit mit anderen Konstrukten in Verbindung setzen.

Ein weiterer möglicher Kritikpunkt an der aktuellen Studie sind Priming-Effekte aufgrund der Reihenfolge, in der die Fragebögen ausgefüllt wurden. In dieser Studie wurden die Teilnehmer gebeten, Fragebögen zur Bewertung der Dankbarkeit auszufüllen, nachdem sie Messungen zu Stress, und bevor sie Messungen zur Lebenszufriedenheit vornahmen. Es ist daher möglich, dass Gefühle der Dankbarkeit die Antworten auf später gestellte Fragen verändert haben, und selbst von früheren Fragen beeinflusst wurden.

Eine letzte Einschränkung dieser Studie ist der Querschnittscharakter des Studiendesigns. Korrelative Studien beweisen keine Kausalität. Da Dankbarkeit, Lebensereignisse und Stressempfinden gleichzeitig erfasst wurden, ist es nicht möglich, eine zeitliche Beziehung zwischen den in dieser Studie erfassten Variablen herzustellen. Zukünftige Studien, die die stresspuffernde Wirkung von Dankbarkeit untersuchen, könnten diese Einschränkung durch die Verwendung von experimentellen Designs beheben. Dies würde es den Forschern ermöglichen, Gefühle der Dankbarkeit durch verschiedene Übungen hervorzurufen (Emmons & McCullough, 2003) und deren kurz- als auch längerfristigen Wirkungen zu ermitteln.

4.2. IMPLIKATIONEN

Trotz der Kritik an diesem Forschungsprojekt kann der Autor auf einer dankbaren Note diesen Artikel beschließen. So haben frühere Untersuchungen deutlich gezeigt, dass Dankbarkeit und die Kultivierung von Dankbarkeitsübungen viele positive Effekte auf das Wohlbefinden, soziale Beziehungen und auf die physische wie mentale Gesundheit haben (Emmons & Shelton, 2002; Wood et al., 2010). Auch dieser Artikel dient dazu, Menschen darauf aufmerksam zu machen, dass sie eine Resource für stressige Zeiten in sich entwickeln können. Denn Dankbarkeit ist eine formbare Eigenschaft (Emmons & McCullough, 2003), die kultiviert werden kann. Ihr Training und deren Interventionen sind kostengünstig und einfach (Mills et al., 2015). Daher kann die Anwendung von Dankbarkeitstraining und -übungen im Alltag jedes Menschen von Vorteil sein. Es gibt viele Möglichkeiten, die eigene Dankbarkeit zu entwickeln, darunter:

- das Führen eines Dankbarkeitstagebuchs,

- das Auflisten von Dankbarkeit,

- das Zählen von materiellen wie immateriellen Geschenken,

- das Meditieren über Dankbarkeit,

- das Üben, "Danke" zu sagen,

- das Schreiben von Dankesbriefen

- und das Beten über Dankbarkeit (Bono & McCullough, 2006).

In den letzten Jahren ist eine umfangreiche Literatur entstanden, die zeigt, dass Dankbarkeit mit einer Vielzahl von Formen des Wohlbefindens verbunden ist. Diese Literatur steht im Gegensatz zu Arbeiten, die zeigen, dass für nur bescheidene Steigerungen des Wohlbefindens riesige Einkommenszuwächse erforderlich sind (Boyce & Wood, 2009). Anstatt ihr Leben damit zu verbringen, immer mehr Besitztümer anzuhäufen, wären die Menschen vielleicht besser beraten, das, was sie tatsächlich haben, mehr zu schätzen (vgl. bspw. Lyubomirsky et al., 2005). Genau das ist es, was Dankbarkeit bedeutet: Wertschätzung für das, was bereits ist. Ohne Schönmalerei und auch ohne Schwarzmalerei. In der Erfahrung von vielen dankbaren Menschen hat das dazu geführt, das deren eigene Welt, deren eigenes Leben von ihnen als wertvoller und lebenswerter wahrgenommen wird.

LITERATUR

Adler, M. G., & **Fagley**, N. S. (2005). Appreciation: Individual differences in finding value and meaning as a unique predictor of subjective well–being. Journal of Personality, 73, 79–114.

Bono, G., & McCullough, M. E. (2006). Positive responses to benefit and harm: Bringing forgiveness and gratitude into cognitive psychotherapy. Journal of Cognitive Psychotherapy, 20, 147–158.

Bono, G., Emmons, R. (2012). Gratitude in Practice and the Practice of Gratitude. DOI: 10.1002/ 9780470939338.ch29

Boehm, J. K., Lyubomirsky, S., & Sheldon, K. M. (2011). A longitudinal experimental study comparing the effectiveness of happiness- enhancing strategies in Anglo-Americans and Asian Americans. Cognition & Emotion, 25, 1263-1272.

Boyce, C. & **Wood**, A.M. (2009). Money or mental health: The cost of alleviating psychological distress with monetary compensation versus psychological therapy. Health economics, policy, and law. 5. 509-16.

Brantley, P.J., Waggoner, C.D., Jones, G.N. et al. (1987). A daily stress inventory: Development, reliability, and validity. Journal Behavioral Medicine, 10, 61–73.

Cohen, S., & **Williamson**, G. (1988). Perceived stress in a probability sample of the United States. In S. Spacapan, & S. Oskamp (Eds.). The social psychology of health: Claremont symposium on applied social psychology. Newbury Park, CA: Sage.

Crandall, C.S., Preisler, J.J., & Aussprung, J. (1992). Measuring life event stress in the lives of college students: The undergraduate stress questionnaire. Journal of Behavioral Medicine, 15, 627-662.

Deichert, N., Prairie Chicken, M & Hodgmen, L.. (2019). Appreciation of Others Buffers the Associations of Stressful Life Events with Depressive and Physical Symptoms. Journal of Happiness Studies. 20, 1071–1088.

Diener, E., Emmons, R. A., Larsen, R. J., & Griffin, S. (1985). The Satisfaction With Life Scale. Journal of Personality Assessment, 49(1), 71–75.

Duran, N.O. (2017). The Revised Short Gratitude, Resentment, and Appreciation Test (S-GRAT): Adaptation for Turkish college students. The Journal of Happiness & Well-Being, 2017, 5(1), 23-37.

Emmons, R. A., & McCullough, M. E. (2003). Counting blessings versus burdens: An experimental investigation of gratitude and subjective well-being in daily life. Journal of Personality and Social Psychology, 84, 377–389.

Emmons, R. A., & Shelton, C. M. (2002). Gratitude and the science of positive psychology. In C. R. Snyder, & S. J. Lopez (Eds.). Handbook of positive psychology (pp. 459–471). New York: Oxford University Press.

Fredrickson, B. L. (2001). The role of positive emotions in positive psychology—The broaden–and–build theory of positive emotions. American Psychologist, 56, 218–226.

Fredrickson, B. L. (2004). Gratitude, like other positive emotions, broadens and builds. In R. A. Emmons & M. E. McCullough (Eds.), The Psychology of Gratitude (pp. 145–166). New York: Oxford University Press.

Fredrickson, B. L., & **Branigan**, C. (2005). Positive emotions broaden the scope of attention and thought–action repertoires. Cognition & Emotion, 19, 313–332.

Glaesmer, H., Grande, G., Brähler, E. (2011). The German Version of the Satisfaction With Life Scale (SWLS): Psychometric Properties, Validity, and Population-Based Norms. European Journal of Psychological Assessment. 27. 127-132.

Holmes, T.H., Rahe, R.H. (1967). The Social Readjustment Rating Scale. Journal of Psychosomatic Research, Volume 11, Issue 2, 1967, p 213-218.

Hudecek M. F. C., Blabst N., Morgan B., Lermer E. (2020). Measuring Gratitude in Germany. Validation Study of the German Version of the Gratitude Questionnaire-Six Item Form (GQ-6-G) and the Multi-Component Gratitude Measure (MCGM-G). Frontiers in Psychology, 11, 2615.

Jans-Beken, L. et al. (2015). Measuring Gratitude: A Comparative Validation of the Dutch Gratitude Questionnaire (GQ6) and Short Gratitude, Resentment, and Appreciation Test (SGRAT). Psychologica Belgica, 55(1), 19-31.

Kardaş, F. & **Yalçın**, İ. (2019). Gratitude scale: Validity and reliability study. Electronic Journal of Social Sciences. 18(69), 13-31.

Klein, E.M., Brähler, E., Dreier, M. et al. (2016). The German version of the Perceived Stress Scale – psychometric characteristics in a representative German community sample. BMC Psychiatry 16, 159.

Krejtz, I., Nezlek, J. B., Michnicka, A., Holas, P., & Rusanowska, M. (2016). Counting one's blessings can reduce the impact of daily stress. Journal of Happiness Studies: An Interdisciplinary Forum on Subjective Well-Being, 17(1), 25–39.

Lazarus, R. S., & **Folkman**, S. (1984). Stress, appraisal and coping. NY: Springer Publishing Company.

Lee, J. Y., Kim, S. Y., Bae, K. Y., Kim, J. M., Shin, I. S., Yoon, J. S., & Kim, S. W. (2018). The association of gratitude with perceived stress and burnout among male fire- fighters in Korea. Personality and Individual Differences, 123, 205–208.

Lee, E. (2012). Review of the Psychometric Evidence of the Perceived Stress Scale, Asian Nursing Research, 6(4), 121-127.

Lyubomirsky, S., Sheldon, K. M., & Schkade, D. (2005). Pursuing happiness: The architecture of sustainable change. Review of General Psychology, 9, 111-131.

Maxwell, S.E. (2000). Sample size and multiple regression analysis. Psychological Methods, 5(4), 434–458.

Mills, P. J., Redwine, L., Wilson, K., Pung, M. A., Chinh, K., Greenberg, B. H., & Chopra, D. (2015). The role of gratitude in spiritual well-being in asymptomatic heart failure patients. Spirituality in Clinical Practice, 2, 5–17.

Park, N., **Peterson**, C., & **Seligman**, M. E. P. (2004). Strengths of character and well–being. Journal of Social and Clinical Psychology, 23, 603–619.

Schuhmacher, J. (2003). SWLS: Satisfaction with life scale. In J. Schumacher, A. Klaiberg & E. Brähler (Eds.), Diagnostische Verfahren zu Lebensqualität und Wohlbefinden (Diagnostik für Klinik und Praxis, vol. 2). Göttingen: Hogrefe Verlag für Psychologie

Sirois, F., & **Wood**, A. M. (2017). Gratitude Uniquely Predicts Lower Depression in Chronic Illness Populations: A Longitudinal Study of Inflammatory Bowel Disease and Arthritis. Health Psychology, 36(2), 122-132.

Walther, B. (2019). Moderation in SPSS rechnen. Unter: https://bjoernwalther.com/moderation-in-spss-rechnen/. Abgerufen am 05.08.2021.

Watkins, P. C., Woodward, K., Stone, T., & Kolts, R. L. (2003). Gratitude and happiness: Development of a measure of gratitude, and relationships with subjective well-being. Social Behavior and Personality, 31(5), 431–452.

Weinstein, N., Brown, K. W., & Ryan, R. M. (2009). A multi-method examination of the effects of mindfulness on stress attribution, coping, and emotional well-being. Journal of Research in Personality, 43, 374–385.

Wood, A. M., Froh, J. J., & Geraghty, A. W. (2010). Gratitude and well-being: A review and theoretical integration. Clinical Psychology Review, 30, 890–905.

Wood, A. M., Joseph, S., & Linley, P. A. (2007). Coping style as a psychological resource of grateful people. Journal of Social and Clinical Psychology, 26, 1108-1125.

Wood, A. M., Joseph, S., & Maltby, J. (2008b). Gratitude uniquely predicts satisfaction with life: Incremental validity above the domains and facets of the five factor model. Personality and Individual Differences, 45, 49–54.

Wood, A. M., Maltby, J., Gillett, R., Linley, P. A., & Joseph, S. (2008c). The role of gratitude in the development of social support, stress, and depression: Two longitudinal studies. Journal of Research in Personality, 42, 854–871.

Wood, A. M., Maltby, J., Stewart, N., & Joseph, S. (2008a). Conceptualizing gratitude and appreciation as a unitary personality trait. Personality and Individual Differences, 44, 619-630.

Valikhani, A, Ahmadnia F., Karimi A., Mills P.J. (2019) The relationship between dispositional gratitude and quality of life: The mediating role of perceived stress and mental health. Personality and Individual Differences, 141, 40-46.

Zheng, Y., Zhou, Z., Liu, Q. et al. (2019). Perceived Stress and Life Satisfaction: A Multiple Mediation Model of Self-control and Rumination. J Child Fam Stud 28, 3091–3097.

BEI GRIN MACHT SICH IHR WISSEN BEZAHLT

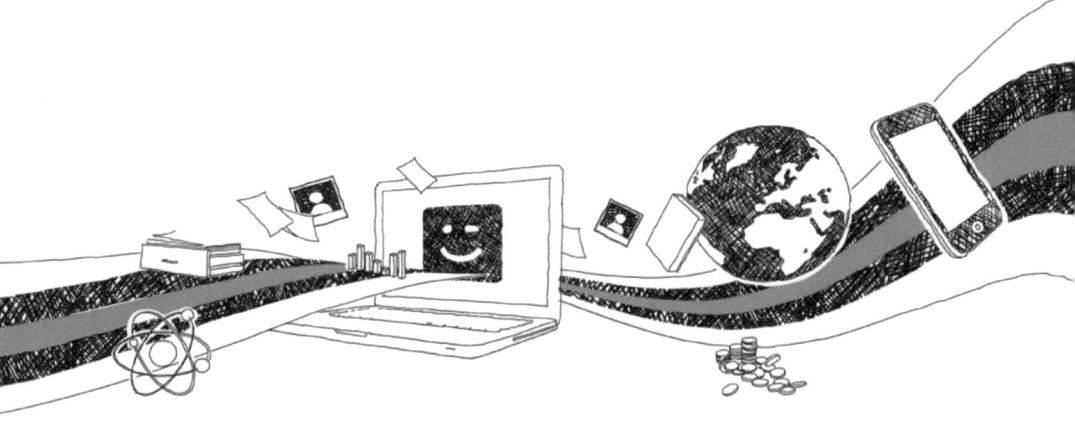

- Wir veröffentlichen Ihre Hausarbeit,
  Bachelor- und Masterarbeit

- Ihr eigenes eBook und Buch -
  weltweit in allen wichtigen Shops

- Verdienen Sie an jedem Verkauf

Jetzt bei www.GRIN.com hochladen und kostenlos publizieren

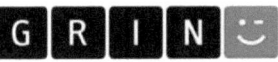